Un
Mémoire d'Apothicaire

1598-1604

PAR

P. RAMBAUD

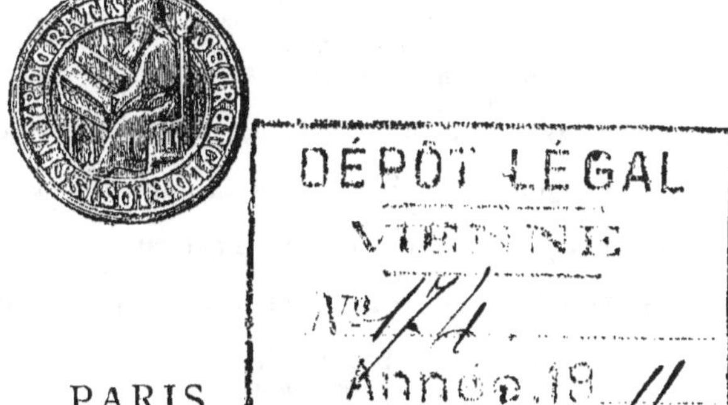

PARIS

HONORÉ CHAMPION

5, QUAI MALAQUAIS, 5

1910

N° 25

Bibliothèque historique de la France Médicale

Ont paru :

1. **L'École de santé de Paris (1794-1809)**, par A. Prévost, *rédacteur au secrétariat de la faculté de médecine de Paris*, in-8.

2. **Guy Crescent Fagon (1638-1718)**, par le Dr A. Corlieu, *bibliothécaire honoraire de la Faculté de Paris, lauréat de l'Institut*, in-8.

3. **Un médecin de cour. Charles Delorme (1548-1678)**, par le Dr Eugène Béluze.

4. **L'Église Saint-Côme et le Collège de Chirurgie**, par le Dr A. Corlieu, in-8.

5. **Un amphithéâtre de dissection à Alençon en 1660**, par Louis Duval, *archiviste du département de l'Orne*, in-8.

6. **Les médecins de Paris de 1792 à 1794** par le Dr A. Corlieu, in-8.

7. **Notes bibliographiques sur quelques médecins et chirurgiens de la Haute-Auvergne sous l'ancien Régime**, par le Dr Louis de Ribier, *membre de la Société « la Haute-Auvergne » et de la « Société française d'histoire de la médecine », membre correspondant de l'Académie de Clermont-Ferrand*, in-8.

8. **Les anciens médecins arméniens diplômés des Universités d'Italie (1700-1840)**, par le Dr Vahram Torkomian, *membre de la « Société française d'histoire de la médecine »*, in-8.

9. **La Dissection : notice historique**, par le Dr J. Regnault, *médecin de la marine*, in-8.

10. **Du rôle de l'anatomie dans l'art**, par le Dr Paul Richer, *professeur d'anatomie à l'École des Beaux-Arts, membre de l'Académie de Médecine*, in-8.

11. **Vieux médecins mayennais**, par Paul Delaunay, *interne des hôpitaux*, in-8.

12. **Obstétrique des anciens Hébreux**, *d'après Bible, les Talmuds et les autres sources rabbiniques, comparée avec sa tocologie gréco-romaine*, par le Dr Schapiro, *ancien élève de l'École des langues orientales*, in-8.

13. **Les anoblis de l'Empire**, *médecins et chirurgiens*, par le Dr Louis de Ribier, in-8.

14. **Vieux médecins sarthois**, par le Dr Paul Delaunay, *ancien interne des hôpitaux de Paris*, in-8.

15. **Les Anoblis des Ducs de Lorraine**, *médecins et chirurgiens*, par P. Pillement (de Nancy).

16. **Les Apothicaires de Metz. Leurs statuts**, par le Dr Paul Dorveaux, *bibliothécaire de l'École de pharmacie de Paris*.

17. **La médecine dans l'Ancienne Auvergne. Notes et Documents**, par le Dr L. de Ribier.

18. **Le médecin inspecteur Chauvel. Notice biographique**, par le Dr Bergounioux, *médecin principal*.

19. **Une lettre ophtalmologique de Woolhouse (1650-1730), oculiste de Jacques II d'Angleterre à E.-F. Geoffroy (1672-1731)**, *de l'Académie des Sciences*, par le Dr Albert Terson.

20. **La famille médicale des de Jussieu et les Thèses d'Antoine Laurent**, par le Dr Ed. Bonnet.

21. **Un manuscrit de Jacques Despars**, par le Dr Ernest Wickersheimer.

22. **Le culte d'Esculape dans l'Afrique romaine**, par le Dr Raymond Neveu.

23. **Droits de courtage établis à Paris au XVe siècle sur quelques marchandises d'épicerie. Documents inédits**, par le Dr Paul Dorveaux.

24. **La Crèche Saint-Gervais (11 Mai 1846. — 15 Juin 1867)**, par Eugène Béluze.

Poitiers. — Imp. BLAIS et ROY.

Un
Mémoire d'Apothicaire

1598-1604

PAR

P. RAMBAUD

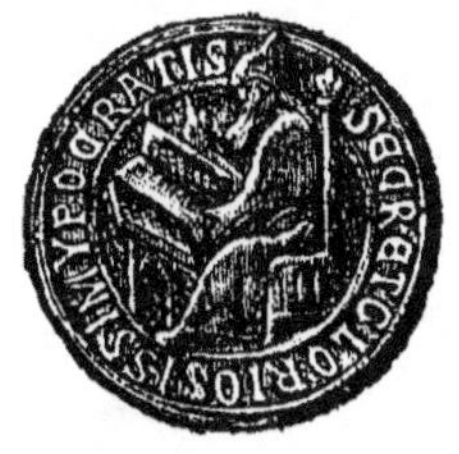

PARIS

HONORÉ CHAMPION

5, QUAI MALAQUAIS, 5

1910

Un mémoire d'Apothicaire
(1598-1604)

François Ferrand, nommé chirurgien de la Grande
Aumônerie de Notre-Dame de Poitiers, le 10 janvier
1599, devait chaque année soigner les pauvres et leur
délivrer les médicaments nécessaires moyennant un prix
fixe de 120 l. (1). Il conserva cette charge jusqu'au
25 mars 1604, époque à laquelle il fut remplacé par
François Toyon.

Le 30 janvier 1605, ayant voulu se faire payer des
trois derniers trimestres dus par l'Assistance publique,
celle-ci refusa. Le prétexte invoqué par elle était que
les médicaments avaient été fournis, non par lui, mais
bien par l'apothicaire François Carré, bourgeois de
Poitiers (2). On voulut s'entendre avec notre chirurgien
et ne point l'obliger comme son contrat le comportait
à solder les médicaments donnés aux pauvres. Le Con-
seil eut même l'obligeance de lui accorder 30 l. pour
« ses sallaires, vaccations et medicamens », mais sim-
plement dans le but d'éviter un procès qui eût coûté
plus cher que la somme réclamée.

L'apothicaire François Carré n'aimait guère voir ses

---

(1) Bibl. Poit. Cart. 54.
(2) Cf. P. Rambaud, *la Pharmacie à Poitiers*, p. 772.

notes vérifiées et taxées par certains de ses confrères.
Le 29 juin 1604, il refusa de soumettre celle de l'Hôtel-
Dieu à Garsonnet et à Lussault, qu'il considérait comme
devant être peu bienveillants à son égard (1). Il obtint
même la faveur de choisir lui-même son expert. Son
mémoire n'en fut pas moins fortement réduit sans, du
reste, qu'il ait été tenu grand compte de cette réduc-
tion, car il lui fut accordé 90 l., soit environ les deux
tiers de la somme qu'il réclamait. On remarquera que
certains prix ne sont pas diminués. Il s'agit sans
doute ceux qui s'appliquent à des médicaments fort usi-
tés et par conséquent vendus à très bon marché. Voici
du reste le mémoire de Carré, avec à gauche les som-
mes proposées par les experts et à droite celles qu'il
réclame.

Partyes de Messieurs de la Dominicale (2).

Premièrement du XXIII juillet 1598 pour un pauvre II
    onces huile rosat   VI s.

It. demye dragme de pouldre de saffran   II s. VI d.

Du XIII aoust pour un pauvre un cataplasme emolient
    et resolutif. 4 pour II l.   XXV s.

    It.   III onces d'huile rosat.   XII s.

Du XX sep^bre II onces et demy d'emplastre d'oxicro-
         ceum.   XXV s.

    It.   I once et demy d'emplastre de crusta
         panis (3).   XII s.

    It.   III onces de mucillaginibus.   XV s.

    It.   II onces d'emplastre de meliloto   X s.

    It.   II onces de diapalme.   V s.

---

(1) Cf. P. Rambaud, *la Pharmacie à Poitiers*, pp. 775 et 778.

(2) Sous le nom de Dominicale on désignait le bureau des pauvres de Poitiers, dont les administrateurs se réunissaient tous les
dimanches.

(3) Sorte de cérat composé de 10 substances parmi lesquelles se
trouvait de la croûte de pain trempée dans le vinaigre (de Meuve).

It.	iii onces d'emplastre de cibus ?	x s.
It.	ii onces emplastrum divinum	xx s.
It.	ii onces emplastre contra rupturam	xx s.
It.	i once et demy de diachilon magnum	vii s. 6 d.
It.	ii onces de diachilon ireatum (1).	vi s.
It.	ii onces de diachilon blanc	v s.
It.	i once de gratia Dei	iiii s.
It.	demy livre de triapharmacom	xv s.
It.	demy livre de basilicon	xvi s.
It.	iiii onces d'aureum	xii s.
It.	iiii onces de pompholigos	xvi s.

Du xxiii sep^bre 1598. viii onces d'huile rosat.   xxiiii s.

It.   iii onces de pompholigos   xx s.

Du xxix décembre, pour un pauvre recommandé par Monsr de Posay (2), i once de sirop de jujubes   iii s.

xxv s.   Du xxv mars 1600 pour ung laquay de la Rochelle recommandé par Monsr de Posay, une médecine purgative composée avec catholicon, sirop rosat sol. et avoir donné par le commandement de mond. sieur.   xlv s.

xx s.   Du xviii apvril, pour une pauvre fille, une médecine purgative composée avec du citro sol. (3) donné par le commandement de M de Posay   xl s.

xxv s.   Du iiii juillet 1600, pour un pauvre sairurier malade à l'hospital, recommandé par Monsieur de Posay une medecine purgat. composée avec catholicon, sirop rosat et aultres   xl s.

---

(1) Dans lequel entrait de l'iris.

(2) Chasteigner (Jean), s^r de la Roche-Posay, ou bien Henri-Louis, abbé de Saint-Cyprien.

(3) Electuarium citro solutivum.

xxx	Du xxix aoust 1600 pour Marguerite lingere logée au dit hospital une médecine purgative composée avec une dragme de Rheubarbe, sirop rosat et aultres XLV s.
xxx	Du xx sep^bre 1600 pour un pauvre mercier, une médecine purgat. composée avec Rheubarbe, senné, confection hamec sirop rosat sol. et aultres xLV s.
iii l.	Une décoction sudorificq. et purgat. composée avec gayac, senné, hermodactes, turbith et autres pour quatre prinses a xx s. la prinse iiii l.
iii l.	Du xxv° reiteré lad. decoction sudorificq. pour quatres prinses iiii l.
iii l.	Du xxx° réitéré lad. decoction sudorificqe iiii l.
xxx s.	Du xvii° decembre pour un pauvre paraliticque qui a esté autrefois cuisinier aux Jacobins une médecine purgat. composée avec Rheubarbe en substance et aultres XL. s.
viii s.	*It.* iiii onces d'ungant Martiatum pour luy oindre les bras x s.
xii s. vi d.	Du vii° mars pour un pauvre homme pleureuticq un clistere laxatif xv s.
iiii s.	*It.* ii onces ungan pour luy oindre le costé xv s.
xii s.	Du ix pour led. une fiole de sirop de jujubes contenant iiii onces, le tout donné par le commandement de Monsieur de Posay xv s.
iii s.	*It.* i once de sucre rosat iii s.
xii s. vi d.	Du x° pour led. un clistère laxatif xv s.
xx s.	Du xi pour led. une medecine purgative

	composée avec electuaire lenitif, sirop rosat sol. et aultres XL s.
XXX s.	Du dernier mars pour un pelerin recommandé par Monsieur de Posay, une médecine purgative avec rheub. et aultres XL s.
XV s.	*It.* Pour une pauvre femme un breuvage composé avec mechoachan, sirop rosat sol. et aultres XX s.
II s.	Du IIIe en ptisane II s.
IIII s.	Du XXIIIe d'apvril 1601, pour une pauvre femme II onces d'huile camomille pour son bras V s.
XXV s.	*It.* pour la Gardienne, une médecine purgative composée avec demye once de confection Hamec sirop rosat et aultres XL s.
XX s.	Du XXIXe pour un pauvre homme une médecine purgative composée avec catholicon, diaphenix et aultres XXV s.
XX s.	Du premier May 1601, pour un pauvre homme, une médecine purgat. composé avec catholicon et aultres XXXV s.
II s.	Du VIIIe May pour la fille, d'eau de pourpier II onces II s.
IIII s.	*It.* pour une pauvre femme I once de sucre candy IIII s.
VI s.	*It.* pour une aultre pauvre femme de Tours, II onces huile de mastic pour oindre la region de l'estomach VIII s.
V s.	*It.* pour les pauvres malades, un quarteron de sucre fin prins par la gardienne V s.
XVII s. VI d.	Du IXe pour la fille de la gardienne, une médecine purgat. composée avec Rheub. et aultres XXV s.

xxv. s.	Du xiiii⁰ pour le gardien une médecine purgative composée avec diaprun et senné et aultres xl. s.
xxv s.	*It.* pour une pauvre femme une médecine purgat. composée avec diaprun, sirop rosat sol. et aultres xxxv s.
xvii s. vi d.	*It.* Pour la fille dud. Gardien réitéré lad. médecine purgative xxv s.
vii s. vi d.	Du xviii may, pour un pauvre homme une potion cordiale avec mitridate et aultres x s.
xx s.	Du xix⁰ un bolus purgat. composé hiera pachii, diaphenix et aultres xx s.
v s.	Du xxii⁰ pour un pauvre garçon une médecine purgat. composée contre l'hydropisie xv s.
ix s.	Du xxvi pour une pauvre femme, iii onces de sirop de jujubes ix s.
xx s.	*It.* Pour le gardien un bolus purgat. composé avec hiéra pachii diaphœnix et aultres xxv s.
vii s. vi d.	Du xxvi may 1601, pour un garçon, un clistere laxat. xii s.
xvii s. vi d.	Du xxvii may 1601, pour led. pauvre garçon un bolus purgat. xx s.
iii s.	*It.* Pour une pauvre fille, ii onces ungant de altœa v s.
xxv s.	*It.* Pour une femme, une médecine purgat. composée avec Catholicon sirop rosat, sol. et aultres xxxv s.
vii s. vi d.	*It.* Un pauvre pelerin, un gargarisme composé avec Diamorum et aultres x s.
ii s.	*It.* i once ungant d'altœa iii s.
xxv s.	Du xxix⁰ pour Marguerite la lingere.

une médecine purgat. composée avec catholicon, diaphœnix, rosat. sol. et aultres.   XXXV s.

III s. — Du xxv juillet 1601, pour Matheline, pauvre servante malade a l'hospital, I once et demy dé sirop pectoral prins par la gardienne   IIII s.

VIII s. — It. Une fiole huile de lis contenant IIII onces   XII s.

XXX s. — It. Pour lad. une médecine purgative composée de rheubarbe, sirop rosat, sol. et aultres   XXXV s.

VI d. — Du xxvi un suppositoire   VI d.

III s. — It. Pour Marguerite lingere, II onces de diapalme   V s.

X s. — Du xxvii pour un pauvre, un clistere laxatif   XI s.

VII s. II d. — Du xxe aoust 1601, pour Bernard Roy, pauvre maladea l'hospital, une priuse pilules purgatives   X s.

III l. — Du xxe pour led. une décoction sudorificqe et purgat. composée avec gayac, senné, hermodacte, turbith et plusieurs aultres pour quatre prinses a xxii s. la prinse   III l. x s.

Du xxiii. Reitéré lad. decoction sudorificqe et purgat. pour quatre prinses   III l. x s.

VII s. VI d. — Du xxvi d'octobre, pour un chirurgien malade a l'hospital, un clistère laxatif   XV s.

IIII s. — Du II novembre, II onces d'huile rosat et de lis   VI s.

XXX s. — Du III une medecine purgat. composée avec une dragme et demy de fine rheubarbe et aultres   XLV s.

vii s. vi **d.**	Du xiii⁰ pour un escolier passant, un clistère laxat. **xv s.**
xxx s.	*It.* Une medecine purgat. composée avec rheubarbe et aultres **xlv s.**
vii s. vi d.	Du xix pour Marye, un jullep pectoral composé avec sirop violat et jujubes et aultres **x s.**
xxv s.	Du xxx⁰. Une medecine purgat. composée avec demy-once de catholicon, troys dragmes de diaphœnix; 1 once et demy de sirop rosat, sol. et aultres **xxxv s.**
viii d.	Du xxiii mars. Demye once sucre rosat pour un pauvre **ii s.**
xv s.	Du xxv mars, pour un pauvre homme, procureur de Bourges, une fiole de sirop de jujubes contenant v onces **xx s.**
xxv s.	Du xxvii pour led. une medecine composé avec catholicon, trois dragmes de diaphœnix, sirop rosat, sol. et aultres. **xl s.**
vi s.	*It.* 11 onces de tablettes de diairis **vi s.**
vii s. vi d.	*It.* Un emplastre composé de meliloto et aultres pour le costé **xx s.**
vi s.	Du v⁰ avril 1602, pour un pauvre qui a esté serviteur de M. de Sertani (1) 11 onces resolutif pour luy oindre le costé **viii s.**
	Du vii may pour M. le garde, une medecine purgat. composé avec demy once senné, sirop rosat et aultres **xl s.**
xxii s. vi d.	Du viii, un juillep cordial et pectoral, composé avec 111 onces de sirop ro-

---

(1) Certany (Pierre), éc., s⁰ de la Barbelinière, trésorier de France au bureau des finances de Poitiers.

	sat, de limons et plusieurs aultres pour trois prinses xxx s.
vii s. vi d.	Du ve juin 1602 pour led. M. Garde un clistère laxat. xv s.
vi s.	*It.* 11 onces d'huile d'Aneth et de rue pour luy oindre le ventre estant sorty du bain vi s.
xii s. vi d.	Du viie pour led. un clystère laxatif xv s.
xii s. vi d.	*It.* Une fomentation avec plusieurs simples xx s.
xx s.	*It.* Une médecine purgative avec v dragmes de citro et 1 once de siropo rosat, sol. et aultres xxxv s.
xii s. vi d.	Du xvi. Pour une pauvre femme, un clistère laxatif xv s.
xx s.	Du xe janvier 1604 pour le gardien, un bolus purgatif composé avec électuaire caryocostin et aultres xxxv s.
v s.	*It.* demye once huile d'aneth et muscade x s.
xii s. vi d.	Du xviiie un clistère laxat. et resolutif xv s.
xii d.	*It.* un vesicatoire pour appliquer sur la nuque du col iii s.

---

lxvii l. xv s.

Monsieur le receveur delivrez a Monsieur Carré, Me App^{re} en ceste ville, la somme de quatre-vingt-dix livres tr. pour les parties et drogues par luy fournis aux pauvres estant en l'aulmausneriye de Nostre-Dame-la-grand de ceste ville despuis le vingt-troisièsme juillet quatre-vingt-dix-huict jusques au dix-huictiesme janvier mil six cens quatre. Laquelle somme sera delivrée et paiée aud. Carré par le receveur, sur les deniers des gaiges ordonnez a Mr François Ferrand, cy-devant chirurgien desd. pauvres et lesquelsd. gaiges au-

roient cy-devant este arrestez en mains dud. recepveur
lesd. paiemens des medicamens quil estoyt tenu despuis
led. premier juillet iiii^{xx} xviii jusques au xviiime janvier mil six cens quatre, raportant la presente signée
de M. Brochard jurez et eschevin de ceste ville avecq
acquit dud. Carré, lad. somme vous sera allouhée en
vos comptes. Faict a la dominicalle, tenue a Poictiers
le quatriesme jour de juillet mil six cens et quatre.

Aymar, Secretaire (1).

M. le Recepveur delivrez aud. Carré, la somme
iiii^{xx} x l. tr. et elle vous sera allouhée en vos comptes.

René Brochard (2).

Le xe jour de décembre mil six cens quatre, receu de
monsieur le recepveur de la communaulté des pauvres
de ceste ville de Poictiers, lad. somme de quatre-vingt-
dix livres cy dessus mentionnés, dont je le quite de
tous aultres, sans préjudice et d'autres partyes qui me
sont deues.

Carré.

---

(1) Aymar (Jacques) est secrétaire et solliciteur de la Dominicale de 1601 à 1619.

(2) Brochard (René), s^r des Fontaines, échevin de Poitiers, mort
le 12 août 1648.

Poitiers. — Imprimerie Blais et Roy, 7, rue Victor-Hugo.

www.ingramcontent.com/pod-product-compliance
Lightning Source LLC
LaVergne TN
LVHW010811180726
843502LV00011B/4450